AF403592

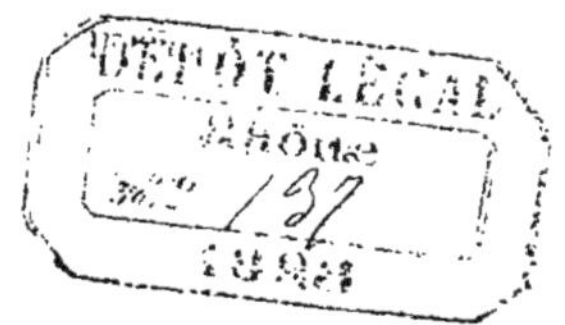

CONTRIBUTION

A L'ÉTUDE DE LA SUPPURATION

DANS

les Épithéliums Ectodermiques

par M. Louis BLANC

Le mode de formation du pus dans l'épiderme et les épithéliums ectodermiques est très peu connu. A part quelques indications éparses dans les traités d'anatomie patho-
logique, on ne trouve, sur ce sujet, qu'un travail de Leloir,
important en ce qu'il décrit en partie le processus, mais
incomplet, et inexact dans l'interprétation des faits ob-
servés.

C'est d'ailleurs un sujet très délicat et il est peu de tissus
qui se prêtent à une étude commode et précise. Le hasard
nous a mis entre les mains des matériaux où le processus
que nous allons décrire se montrait avec une admirable
clarté; et ce n'est qu'après l'étude de ces pièces que nous
avons pu reconnaître les mêmes phénomènes dans l'épi-

derme et quelques muqueuses à épithélium ectodermique.

Les matériaux dont nous nous sommes servi presque uniquement sont les parois d'un conduit galactophore, jouant le rôle d'une fistule creusée à travers un adéno-fibrome de la mamelle chez un chien *mâle*. Cette tumeur, rare chez les mâles, présentait une collection purulente siégeant dans les culs-de-sac glandulaires. Les parois de cette poche, ainsi que celles de la pseudo-fistule qui en partait, étaient recouvertes d'un épithélium épais de plusieurs millimètres, blanc, friable, légèrement onctueux, en tout semblable au magma épithélial qui recouvre les épithéliomes lobulés de l'œsophage dans les points non ulcérés.

L'étude histologique de cette partie de la tumeur nous a montré que l'épithélium était le siège, *à sa surface*, d'une transformation purulente dont le mécanisme est des plus nets.

Les tissus, fixés encore chauds à la liqueur de Fol, lavés, déshydratés, inclus à la paraffine, furent coupés au $0^{mm},01$, collés sur les lames et colorés, soit par l'hématoxyline et l'éosine, soit avec le violet de gentiane et l'éosine.

Les préparations nous ont montré un ensemble de faits parfaitement caractérisés.

* *
*

a). — Tout d'abord, le *chorion* de la fistule, ou condui galactophore, *est le siège d'une prolifération conjonctive* tellement active qu'il présente la structure du sarcôme à cellules fusiformes, avec de rares faisceaux connectifs. En outre, *il est infiltré d'une multitude de leucocytes* bien caractérisés par leur forme arrondie, leur protoplasma incolore, transparent et leur noyau irrégulier, mamelonné, souvent fragmenté.

Ces leucocytes diffèrent quelque peu de ceux que l'on voit dans les vaisseaux voisins, au milieu des hématies le noyau de ces éléments migrateurs est très souven divisé, et les fragments sont parfois disposés de telle sorte que l'on est en droit d'y voir des figures karyokinétiques : ainsi, il n'est pas rare de rencontrer des couronnes équatoriales, ou des noyaux doubles, ressemblant à la dernière période de l'anaphase.

Les leucocytes, sortis par diapédèse des vaisseaux, semblent donc se multiplier dans les mailles du tissu conjonctif.

D'autres faits exposés plus loin, viennent à l'appui de cette interprétàtion des figures nucléaires considérées comme des états cinétiques.

b). — Dans certains points la limite entre le chorion et l'épithélium est très nette, quoiqu'on ne voit pas la membrane basale ; mais souvent le chorion semble envahir l'épithélium, dissocier la couche génératrice, pénétrer entre les cellules épithéliales en englobant quelques-uns de ces éléments. Nous reviendrons plus tard sur ce point.

c). — *La couche épithéliale est très modifiée*. A l'inverse des épithéliums stratifiés normaux, dont les éléments superficiels sont très aplatis, ce revétement montre des cellules d'autant plus volumineuses qu'elles sont plus superficielles : alors que les cellules profondes ont de $10\,\mu$ à $20\,\mu$, on trouve dans la couche moyenne des éléments atteignant $40\,\mu$, et à la surface ils sont bien plus volumineux encore (50 et $60\,\mu$). (fig. 1).

Les caractères anatomiques de ces cellules sont différents suivant les couches. Dans la zone génératrice, les éléments ont un gros noyau, riche en chromatine qui y forme un réseau serré ; on distingue avec peine quelques nucléoles. Le protoplasme, finement granuleux, fixe un peu l'hématoxyline et se montre coloré en bleu grisâtre (fig. 2, *a*). Presque immédiatement au-dessus, le noyau se modifie : il gonfle, devient très volumineux, clair, transparent, comme hydropique. La chromatine se raréfie; elle ne forme plus que de petits grains très rares, dispersés sur un réticulum achromatique. Au milieu se voit un très gros nucléole (2 à $3\,\mu$), rond, incolorable, renfermant quelques granulations brillantes, de couleur ocre. (Fig. 2, *b c*).

Nous avons dit que ce noyau semblait hydropique : cette apparence est confirmée par le détail suivant. Malgré les soins apportés à la fixation du tissu, afin d'éviter tout ratatinement par une déshydratation prématurée, on voit à chaque instant des noyaux qui se sont certainement rétractés, car il existe un espace vide entre leur membrane d'enveloppe et le protoplasme de la cellule. Par conséquent, quoique coagulée au moment de la déshydratation, la substance de ces noyaux était tellement riche en eau qu'elle a diminué très notablement de volume au contact de l'alcool. Il s'agit probablement ici d'une *dégénérescence colloïde du noyau.*

A un état d'altération plus prononcé encore, les cellules ont un noyau vésiculaire dans lequel on ne distingue plus rien, qu'un nucléole souvent irrégulier et ratatiné (fig. 2, *d*, *e*). La chromatine a disparu.

d). — Le protoplasme est alors très abondant, plus opaque ; il ne retient pas l'hématoxyline et fixe l'éosine. Enfin, dans nombre de cellules il montre avec la plus grande netteté une *structure réticulaire*, fait qu'il est très rare de constater clairement chez les mammifères. Le réticulum est ordonné radialement autour du noyau, mais dans certaines cellules qui semblent avoir été comprimées, déformées par leurs voisines, le réticulum est ordonné suivant la plus grande longueur de l'élément (fig. 4, *a*).

L'apparence de ce protoplasme, son opacité, sa réaction aux matières colorantes, indiquent que les cellules sont en *tuméfaction trouble*. La cause de cette altération doit être cherchée, soit dans l'action phlogogène des produits purulents qui baignent la surface de l'épithélium et l'imbibent à une certaine profondeur, — soit dans l'action directe de microbes ayant envahi l'épithélium.

e). — Outre l'irritation des cellules épithéliales, les produits solubles renfermés dans le pus produisent un second phénomène : ils provoquent *une immigration des leucocytes dans l'épithélium.* Les aptitudes chimiotaxiques des globules blancs les poussent à la rencontre des produits solubles du pus : les éléments migrateurs franchissent les limites du chorion, pénètrent dans l'épithélium, s'insinuent entre les cellules de la zone profonde et arrivent au contact des éléments hypertrophiés (fig. 1, c, *d*).

Cette migration des leucocytes est absolument nette : on voit, creusés entre les cellules épithéliales, des canalicules à peu près cylindriques, un peu contournés, ayant un diamètre de 3 à 5 μ (Leitz, oc. 4, obj. 1/16). Ces canaux, qui ressemblent très bien aux traces laissées dans le vieux bois

par les petites larves d'insectes, sont des trajets de leucocytes. On trouve d'ailleurs un certain nombre de globules
blancs entre les éléments épithéliaux, tantôt isolés, tantôt
groupés par 3 ou 4. Dans quelques cas on voit un leucocyte
à l'extrémité d'un canalicule qui suit le bord d'une cellule
épithéliale (fig. 3, c, d, e).

Ces éléments migrateurs, qui envahissent ainsi l'épithélium, ne sont pas très nombreux et leur abondance n'est pas
du tout comparable à celle que l'on constate dans le chorion : alors que celui-ci a presque l'apparence d'un tissu
embryonnaire, tellement les leucocytes y sont nombreux
et serrés, l'épithélium est peu modifié par l'infiltration
leucocytaire. Il faut examiner les préparations avec quelque soin pour retrouver les globules blancs intercalés entre
les cellules épithéliales de beaucoup plus volumineuses
(fig. 1 A, B, C).

f). — *Les leucocytes* ainsi arrivés dans la zone hyper-
trophiée de l'épithélium, *pénètrent dans les cellules*. On
peut voir tous les intermédiaires entre le leucocyte appli-
qué contre le protoplasme et y creusant son empreinte et
le globule accolé au noyau, au milieu du corps cellulaire.
La distinction entre le noyau et le leucocyte est aisée : le
volume, l'état vésiculaire, l'absence de chromatine du pre-
mier, la forme bourgeonnante, irrégulière, la coloration
intense du second, rendent toute confusion impossible.

Il pénètre ainsi dans les cellules épithéliales hypertro-
phiées un ou plusieurs leucocytes qui s'accolent au noyau,
l'entourent, le compriment et semblent même le faire dis-
paraître (fig. 2, *f*, *h*, *i*).

g). — *Les globules blancs, inclus dans le protoplasme des
cellules épithéliales, s'en nourrissent et s'y multiplient.* La
multiplication des leucocytes, à l'intérieur des éléments
où ils se sont introduits, est démontrée par ce fait que l'on
voit souvent deux, trois, quatre globules réunis dans une
même vacuole du protoplasme, à la façon des cellules car-
tilagineuses isogéniques dans une même cavité de la substance fondamentale. Ces leucocytes sont souvent agrégés
si intimement qu'ils semblent former une seule cellule
polynucléée (fig. 2, *i*, *h*, *l*).

En outre, il y a une disproportion considérable entre le nombre des leucocytes logés dans les cellules et le nombre des éléments migrateurs intercellulaires. Une seule cellule épithéliale peut montrer (sur la coupe) 50 leucocytes, alors que l'on en voit quelques-uns seulement en migration (fig. 2, *l*, *8*).

De plus, les leucocytes inclus dans les cellules ont presque tous un noyau sans membrane d'enveloppe visible, dont la chromatine est condensée, divisée en grains très avides de matières colorantes. Ces grains sont ordonnés de façon à rappeler les principales figures karyokinitiques ; on voit des couronnes de cinq à huit grains, des plaques équatoriales, des plaques doubles disposées symétrique-

---

EXPLICATION DES FIGURES.

Fig. I. — Coupe de l'épithélium enflammé d'un conduit galactophore.

A. Chorion infiltré de leucocytes (la moitié à peine de ces éléments a été figurée). — B. Couche génératrice du corps muqueux. — C. Zone de dégénérescence colloïde des noyaux et de tuméfac'ion des corps cellulaires. — D. Zone d'envahissement des cellules par les leucocytes. — E. Zone réticulaire. — F. Zone de destruction. — a. leucocytes migrateurs du chorion. – b. Cellule connective du chorion. – c. Limite du .chorion. – d. Leucocytes migrateurs de l'épiderme. – e. Cellules épidermiques envahies par le leucocytes. – f. Cellule kystique. — k. Reste des parois des cellules kystiques formant réseau. – l. Leucocytes mis en liberté par la destruction du réseau.

Fig. II. — Eléments isolés de la figure précédente.

a. Cellule épithéliale de la couche génératrice avec son noyau normal. – b. Début de la tuméfaction de la cellule ; le noyau est vésiculeux, avec de la chromatine à l'état de grains épars. – c. Suite du processus ; la cellule est tuméfiée et la nucléole est kystique. – d. Troisième état du processus : la cellule est fortement tuméfiée, le noyau (1) extrêmement volumineux et pauvre en chromatine, avec un nucléole (2) kystique. – e. Cellule pourvue de deux noyaux (exception). – f. Pénétration des cellules par un leucocyte (3).– g. Un leucocyte arrive au contact du noyau et le déprime (4). — h. Cellule renfermant deux leucocytes. – i. Cellule épithéliale envahie par les leucocytes, les uns (3) en voie de pénétration, les autres arrivés et en voie de prolifération (4). — k. Cellule de la couche D, avec des groupes de leucocytes isogéniques : 5, — groupes isogéniques. — 6, paroi protoplasmique. — l. Cellule kystique de la couche E, entourée par des éléments moins altérés : 3, leucocytes en voie de pénétration. — 4, leucocytes venant de se diviser. — 7, cellules périphériques. — 8. leucocytes dans un kyste d'origine cellulaire. — 9, secondkyste cellulaire.

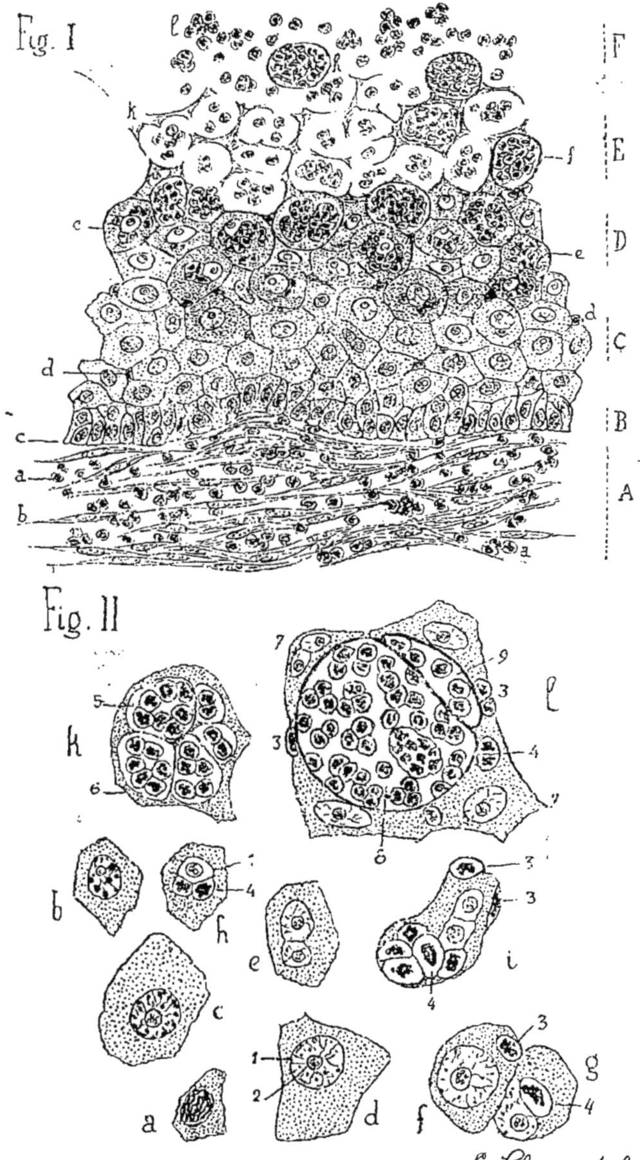

Fig. I
F
E
D
C
B
A
k
l
f
c
e
d
d
c
a
b
a
Fig. II
k
l
b
h
e
i
c
a
d
f
g
5
6
7
3
3
3
4
2
6
1
4
1
2
3
3
4
1
3
4

— L. Blanc del.

ment à la façon des segments chromatiques dans l'anaphase. On ne peut affirmer que l'on soit en présence de
phénomènes cinétiques et cependant il est difficile d'en
douter (fig. 4, *b*).

Il suffit, pour **acquérir** la conviction, de comparer les
noyaux leucocytaires dans le sang, dans le chorion, dans
l'épithélium et dans les cellules. Dans les vaisseaux du
chorion on voit, mêlés aux hématies, de nombreux leucocytes dont le noyau est irrégulier, bourgeonnant, mais
non fragmenté, et limité par une membrane continue ; sa
substance se colore en bleu pâle, avec de fines granulations chromatiques bleu foncé ; quelques rares globules
ont un noyau condensé, petit, coloré d'une façon intense,
mais néanmoins indivis. Ce sont là des leucocytes dont le
noyau est en repos.

Dans le chorion, les éléments migrateurs vrais sont
extrèmement abondants ; mais on trouve parmi eux nombre de leucocytes qui montrent la condensation et la seg-
mentation de la substance chromatique.

EXPLICATION DES FIGURES

Fig. III. — Détails des cellules à la limite des couches C et D. — Chemi-
nement des leucocytes.
 a. Cellule tuméfiée à noyau vésiculaire. — b. cellule pénétrée par un leucocyte. - c. leucocyte cheminant entre les cellules. – d. leucocyte et son trajet
intercellulaire. — e. cellule envahie par les leucocytes. - f. cellule voisine
de l'état kystique.

Fig. IV. — Cellule épithéliale de la couche C, envahie par les leucocytes,
montrant la structure filamenteuse du corps cellulaire et de figures cinétiques dans les leucocytes. — a. Protoplasme. – b. Groupe de leucocytes
isogéniques montrant des apparences cinétiques.

Fig. V. — Cellule épithéliale enveloppée par le chorion en prolifération et
envahie par les leucocytes.
 a. Cellules connectives. – b. Leucocytes infiltrant le chorion. - c. Élément
épithélial où l'on voit une couronne de leucocytes entourant le noyau.

Fig. VI. — Coupe de l'épithélium en un point presque totalement ulcéré.
 A. Capillaire. — B. Chorion réticulé. — C. Reste de l'épithélium. — a. Cel
lule endothéliale du capillaire. - b. Hématies. – c. Leucocyte. - d. Réticulum du chorion, envahi par les leucocytes (c) dont un petit nombre a été
figuré — e. Cellule épithéliale envahie par les leucocytes. - f. Cellule voi
sine de l'état kystique. – g. Cellule kystique libre. - h. Cellule tuméfiée
encore adhérente au chorion

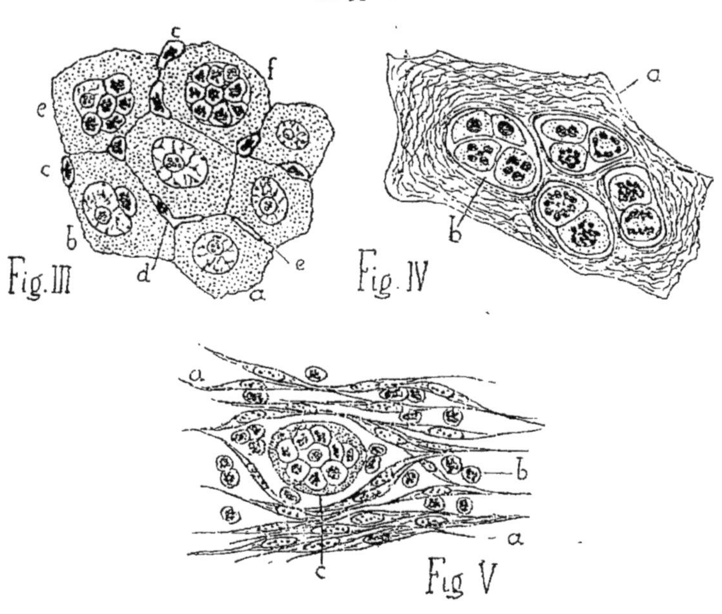

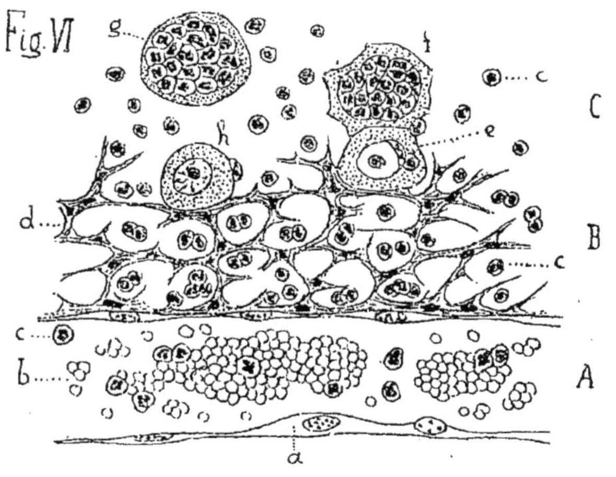

— L. Blanc del.

Dans l'épithélium, les leucocytes intercalés entre les cellules de la couche profonde sont des éléments migrateurs vrais. Mais, dans la zone d'hypertrophie, presque tous les leucocytes sont en voie de division : ils offrent les particularités de condensation, de division, d'arrangement que nous avons décrites, et qu'il est impossible de ne ne pas rapprocher des figures karyokinétiques.

h). — Les leucocytes se multiplient donc dans les cellules où ils ont pénétré et ils prolifèrent abondamment ; on en voit de 3 ou 4, à 10, 20, 50 et plus dans le même élément. Ils envahissent ainsi la cellule, le noyau disparait, le protoplasme est refoulé à la périphérie, où il forme une mince bande lançant à l'intérieur des tractus qui limitent de larges alvéoles pleins de globules blancs (fig. 2, *i*, *h*, *l*; fig. 1, D ; fig. 4).

En même temps la cellule épithéliale devient encore plus volumineuse (40 à 60 μ); elle s'arrondit et prend l'apparence d'un petit kyste rempli de leucocytes.

Lorsque ces kystes sont isolés, ils compriment, écrasent les cellules voisines, et y déterminent ces étirement qui rendent très manifeste la structure fibrillaire du protoplasme. Quand ils sont agminés, ils s'ouvrent les uns dans les autres et forment *un espace aréolé, dont les travées sont constituées par les restes des cellules épithéliales et dont les cavités sont remplies de leucocytes*. Vers la surface de l'épithélium, cette structure aréolaire envahit toutes les cellules; à peine quelques kystes subsistent. Puis les travées alvéolaires sont résorbées et les globules blancs complètement libres, tombent dans la cavité du canal galactophore, meurent et deviennent des globules de pus (fig. 1, E, F).

i). — Ainsi, *à la surface, l'épithélium subit une transformation purulente, tandis qu'il se reconstitue à la base.*

Mais cette reconstitution n'a lieu qu'autant que la couche génératrice est à peu près intacte ; si elle est lésée, si son fonctionnement se ralentit ou s'arrête, l'action des leucocytes devient prédominante, l'épithélium se détruit de la surface à la profondeur, il finit par disparaitre, il y a *ulcération.*

Dans nos préparations ces phénomènes s'effectuent d'après le processus suivant.

Nous avons déjà dit que le chorion était infiltré d'une multitude de leucocytes. Dans certains points ceux-ci sont tellement abondants qu'ils remanient le tissu conjonctif qui prend la structure réticulaire. En même temps, la membrane basale est détruite par le passage incessant des éléments migrateurs, la couche génératrice est disloquée : la dénivellation des cellules de cette zone rend confuse la limite inférieure de l'épithélium. On voit, en outre, le tissu conjonctif pénétrer entre ces cellules, les dissocier, les envelopper. Alors, l'épithélium, ne se rénovant plus à la base, est rapidement détruit : sur les préparations on ne trouve plus que deux ou trois et même une seule couche de cellules presque toutes kystiques. Par points le chorion est à nu, avec quelques rares éléments épithéliaux isolés, et en voie de disparition (fig. 6).

Quant aux cellules isolées au milieu du chorion par la prolifération du tissu conjonctif, elles disparaissent de la même façon que les cellules superficielles de l'épithélium. Elles sont envahies par les globules blancs, deviennent kystiques, se détruisent et il ne reste à leur place qu'une colonie de leucocytes qui ne tardent pas à se disperser, ou meurent en formant un abcès infiniment petit (fig. 5).

* * *

En résumé, dans ces conduits galactophores jouant le rôle de fistule, le chorion est enflammé et gorgé de leucocytes, — les éléments épithéliaux, irrités par les microbes et les produits solubles du pus, sont en tuméfaction trouble et cela d'autant plus qu'ils sont plus superficiels, — les leucocytes, venus du chorion, se répandent entre les cellules épithéliales, — puis ils pénètrent dans les éléments tuméfiés et s'y multiplient abondamment ; — ces cellules épithéliales deviennent kystiques — elles s'ouvrent les unes dans les autres et forment un espace aréolé rempli de leucocytes, — les travées de ces aréoles sont résorbées et les leucocytes, mis en liberté, forment les globules du pus.

La lésion que nous venons de décrire doit être rapprochée du catarrhe purulent des muqueuses, de l'eczéma, de la pustule variolique et, en général, de toutes les suppurations de l'épiderme ou des épithéliums ectodermiques.

Ces lésions ont souvent été étudiées, mais les auteurs ne sont pas d'accord à leur endroit. Lorsqu'on compare les descriptions de Cornil et Ranvier, de Rindfleisch, de Leloir, de Renaut, de Ziégler, etc., on voit que la formation du pus dans l'épiderme, a été attribuée tantôt à la multiplication des noyaux des cellules épidermiques ou épithéliales et tantôt aux leucocytes immigrés, mais aucun auteur n'a vu la multiplication sur place de ces leucocytes. Et cependant parfois certaines descriptions, certaines figures montrent que les anatomo-pathologistes, et Leloir entre autres, ont serré de très près la vérité, qui ne leur a échappé que par suite de circonstances défavorables, soit l'usage de matériaux insuffisamment frais, soit l'emploi d'une technique défectueuse.

Nous ne faisons que signaler ici ces recherches anté rieures aux nôtres, nous réservant de les rapporter plus amplement et de les discuter dans un autre travail.

* *
*

Notre description est en opposition à la fois avec la théorie de la formation du pus par division des noyaux épithéliaux et avec la théorie exclusive de la migration leucocytaire.

Nous repoussons la première d'une façon absolue et, du reste, elle est à peu près abandonnée aujourd'hui et supplantée par la seconde. Mais nous pensons que l'on exagère en invoquant constamment et uniquement la diapèdèse, la migration des globules blancs pour tout expliquer dans les phénomènes inflammatoires et suppuratifs.

Les leucocytes sont doués d'une motilité remarquable, mais ils ne sont pas pour cela incapables de proliférer. Leur étude montre que leur multiplication a lieu surtout lorsqu'ils se trouvent au sein d'un tissu spongieux et riche en matières nutritives ; là, ils s'immobilisent pour un temps, grossissent et se divisent. Le tissu conjonctif des zones inflammatoires, infiltré de plasma, offre ces condi-

tions favorables ; encore plus, le protoplasma des cellules.
Il serait donc contraire aux faits généraux de l'histologie
de nier *a priori* la multiplication des leucocytes dans le
tissu conjonctif, dans les tissus épithéliaux, et d'attribuer
uniquement à la diapèdèse et à la migration la présence de
ces éléments dans un point enflammé.

D'ailleurs Ranvier a montré que les cellules lympha-
tiques de mammifères, soumises aux influences inflammatoires, se multiplient avec une rapidité excessive ; en
moins d'une heure, la division du noyau est effectuée (1).

Flemming avait déjà prouvé que les cellules lympha-
tiques peuvent se multiplier par karyokinèse (2).

Enfin, le cas que nous avons décrit montre aussi nette-
ment que possible l'importance de la multiplication leucocytaire dans cet ordre de phénomènes : dans le chorion
de la muqueuse, le nombre des cellules en migration est
de beaucoup supérieur à celui des leucocytes en division ;
par conséquent la diapèdèse prédomine. Mais dans l'épi-
hélium, la migration cellulaire n'est que le point de dé-
part du phénomène ; c'est une unité que la prolifération
des leucocytes multiplie ensuite par un coëfficient indéter-
minable, mais à coup sûr très important : une seule cellule
kystique renferme 50 leucocytes et plus, d'origine karyo-
kinétique et dans la zone épithéliale sous-jacente on trou-
vera difficilement 3 ou 4 éléments migrateurs.

Nous attribuons donc *à la multiplication des leucocytes
à l'intérieur des éléments épithéliaux le rôle prépondérant
dans les suppurations épithéliales superficielles.*

** **

La description que nous venons de donner nous servira
de base dans un travail ultérieur où nous étudierons les
plaies cutanées, l'eczéma, les pustules, la chute et la régé-
nération des poils, etc.

---

(1) C R. Acad. Sciences, avril 1891.

(2) Die Zellvermehrung in den lymphdrüsen, 1885, **Arch. f. Mikrosc.**

270